**Wir organisieren Ihren Erfolg
bei Konferenzen, Workshops und Weiterbildungen.**

Von Anmeldung, Ausstellung, Beamer, Buchführung, Catering, Crossmedia-Marketing, DOI, Fachprogramm, Flyer, ISBN, ISSN, Kreditkartenzahlung, Logistik, Nahverkehr, Presse, Publikation, Reporting, Reviews, Submissions, Social Events, Sponsorenakquisition, Tagungsband, Technik, Transfer, Vertrag, VIP-Betreuung, Website bis Full-Service.

Damit Sie sich auf die Inhalte konzentrieren können.

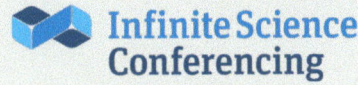

Infinite Science GmbH
MFC 1 | Technikzentrum Lübeck
BioMedTec Wissenschaftscampus
Maria-Goeppert-Straße 1
23562 Lübeck
conferencing@infinite-science.de
www.infinite-science.de

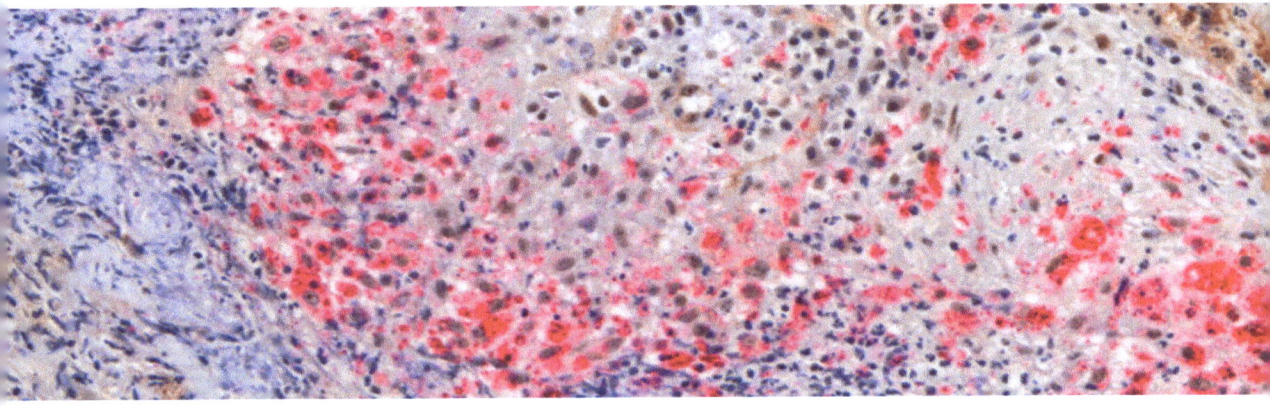

15. bundesweite

Vaskulitis-Tagung für Patienten, Angehörige Ärzte und medizinisches Fachpersonal

01. bis 02. September 2017, Lübeck

Programmheft

Peter Lamprecht (Hrsg.)

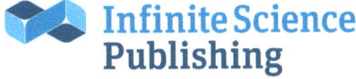

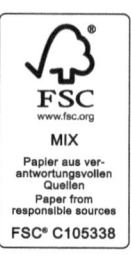

© 2017 Infinite Science Publishing
University Press and
Academic Printig

Imprint of Infinite Science GmbH,
MFC 1 | BioMedTec Wissenschaftscampus
Maria-Goeppert-Straße 1
23562 Lübeck

Cover Design, Illustration: Uli Schmidts, metonym | Carsten Hinz, Infinite Science GmbH
Copy Editing: Infinite Science GmbH

Publisher: Infinite Science GmbH, Lübeck, www.infinite-science.de
Print: BoD, Norderstedt, Germany

ISBN Paperback: 978-3-945954-38-6

Das Werk, einschließlich seiner Teile, ist urheberrechtlich geschützt. Jede Verwertung ist ohne Zustimmung des Verlages und des Autors unzulässig. Dies gilt insbesondere für die elektronische oder sonstige Vervielfältigung, Bearbeitung, Übersetzung, Mikroverfilmung, Verbreitung und öffentliche Zugänglichmachung sowie die Einspeicherung und Verarbeitung in elektronischen Systemen.

Die Wiedergabe von Gebrauchsnamen, Handelsnamen, Warenbezeichnungen usw. in dieser Publikation berechtigt auch ohne besondere Kennzeichnung nicht zu der Annahme, dass solche Namen im Sinne der Warenzeichen- und Markenschutz-Gesetzgebung als frei zu betrachten wären und daher von jedermann verwendet werden dürften.

Bibliografische Information der Deutschen Nationalbibliothek:
Die Deutsche Nationalbibliothek verzeichnet diese Publikation in der Deutschen Nationalbibliografie; detaillierte bibliografische Daten sind im Internet über http://dnb.d-nb.de abrufbar.

Bibliographic information published by the Deutsche Nationalbibliothek
The Deutsche Nationalbibliothek lists this publication in the Deutsche Nationalbibliografie; detailed bibliographic data are available in the internet at http://dnb.d-nb.de.

Sponsoren

Die 15. bundesweite Vaskulitistagung wird unterstützt durch:

2.000 €

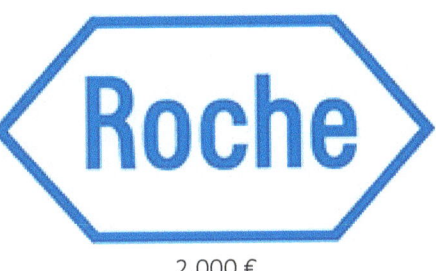
2.000 €

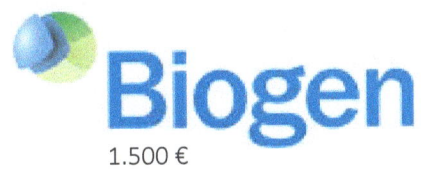
1.500 €

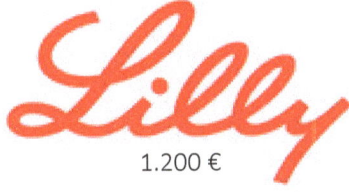
1.200 €

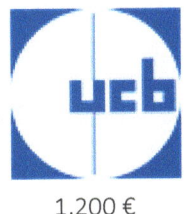
1.200 €

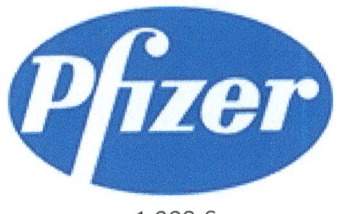
1.000 €

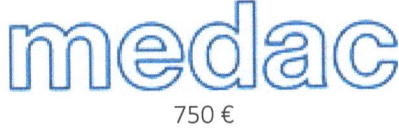
750 €

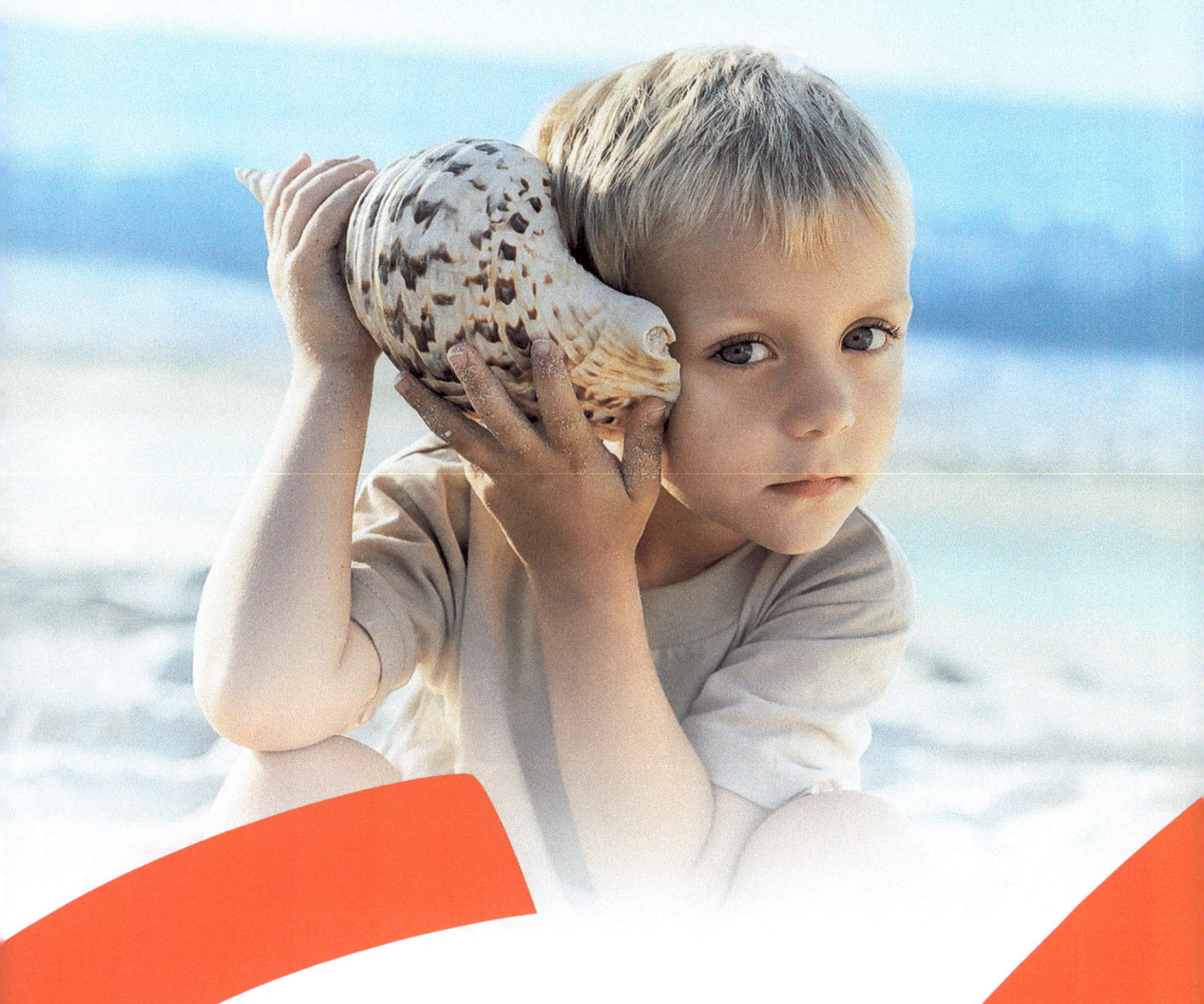

Fürsorge mit Forschergeist verbinden – für ein besseres Leben

Das ist uns seit rund 140 Jahren Ansporn und Herausforderung zugleich. Wir suchen neue Wege, um das Leben der Menschen zu verbessern. Dafür entwickeln wir neue Medikamente, mit denen z. B. Menschen mit einer Rheumatoiden Arthritis wirksam behandelt werden können.

Mehr über uns auf
www.lilly-pharma.de

Vaskulitis-Zentrum

Im Vaskulitiszentrum haben sich am Campus Lübeck des Universitätsklinikums Schleswig-Holstein (UKSH) Ärzte und Wissenschaftler aus verschiedenen Fachdisziplinen, Kliniken und Instituten zusammengefunden, um gemeinschaftlich die Versorgung von Patienten mit Vaskulitiden zu gewährleisten und zu verbessern und zur Erforschung von Vaskulitiden beizutragen. Dem Verbund gehören außerdem Kollegen des UKSH Campus Kiel und verschiedener außeruniversitärer Kliniken und Praxen an. Im Vaskulitiszentrum tragen Kollegen aus unterschiedlichen Fachdisziplinen mit ihrer Expertise zur Diagnostik und Behandlung von Patienten mit Vaskulitiden bei.

Das Zentrum nimmt an Studien wie beispielsweise dem gemeinsamen Vaskulitisregister („GeVas") zur Beobachtung des Langzeitverlaufs von Vaskulitiden teil und an einer Phase 3 Studie zur Initialtherapie (Remissionsinduktion) von ANCA-assoziierten Vaskulitiden mit dem neuen Arzneimittel Avacopan. Mit Unterstützung der Deutschen Forschungsgemeinschaft (DFG) wurde am Vaskulitiszentrum eine Forschergruppe etabliert, die die Ursachen und Grundlagen von Vaskulitiden, insbesondere bei ANCA-assoziierte Vaskulitiden, aber auch anderen Vaskulitisformen erforscht. Während der Vaskulitistagung besteht die Möglichkeit, an einer von Frau Dr. Müller geleiteten Besichtigung des Forschungslabors teilzunehmen.

In den vergangenen Jahren ist es aus verschiedenen Gründen zu bedeutsamen Umbrüchen in der bundesdeutschen Kliniklandschaft gekommen. Dies hat unter anderem dazu geführt, dass die ursprünglich bis Anfang des Jahrtausends an einem Zentrum orientierte Versorgung von Patienten mit Vaskulitiden der Versorgung an verschiedenen Vaskulitiszentren und –ambulanzen, wie z.B. dem Vaskulitiszentrum Süd von Prof. Hellmich und PD Dr. Henes in Kirchheim und Tübingen, gewichen ist. Diese Zentren kooperieren in Studien und der Forschung. Außerdem tragen verschiedenen Praxen mit einem Schwerpunkt in der Betreuung von Patienten mit Vaskulitiden zur verbesserten Versorgung dieser Patienten bei.

Wissenschaftliche Leitung
Prof. Dr. med. Peter Lamprecht
Vaskulitiszentrum
Klinik für Rheumatologie und klinische Immunologie
Universitätsklinikum Schleswig-Holstein,
Campus Lübeck

T: +49 451-500 45201 (Sekretariat)
F: +49 451-500 40204
E-Mail: peter.lamprecht@uksh.de

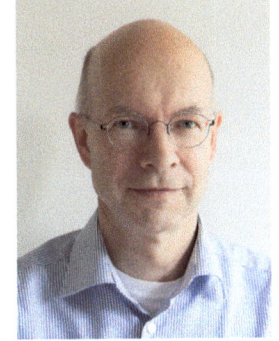

Arbeitskreis Vaskulitis

Im Herbst 1994 wurde mit der Gründung der Vaskulitis-Patienten-Selbsthilfegruppe in Bad Bramstedt der Gedanke verwirklicht, Aufklärungsarbeit zu leisten und den Betroffenen Hilfestellung zu geben, da die Autoimmunerkrankung Vaskulitis noch weitgehend unbekannt war. Aus der Reihe der in Bad Bramstedt behandelten Patienten hat sich dann ein Arbeitskreis gebildet, der mit der Deutschen Rheuma-Liga Schleswig-Holstein und Fachärzten der Rheuma-Klinik Bad Bramstedt zusammenarbeitete. Anfangs erschien einmal jährlich ein vom Arbeitskreis herausgebrachter „Newsletter". Heute finden Patienten im Internet unter vaskulitis.org die Webseite des Arbeitskreises (auf Englisch und Deutsch) mit Patientengeschichten, Veranstaltungs- und Buchhinweisen, Links zu anderen Selbsthilfegruppen im In- und Ausland und einem Forum, in dem sich Patienten gegenseitig Tipps geben können, in dem aber auch kompetente Ärzte auf medizinische Fragen antworten.

Alle zwei Jahre wird vom Arbeitskreis mit Unterstützung von engagierten Ärzten eine zweitägige bundesweite Informationstagung für Vaskulitispatienten organisiert. Viele Jahre fanden diese Tagungen in Bad Bramstedt statt. Nach einigen organisatorischen Umstellungen in der dortigen Rheuma-Klinik haben wir in Lübeck eine gute Alternative gefunden.

Heute gibt es für unsere seltene rheumatische Erkrankung mehrere Selbsthilfegruppen inner- und außerhalb der Deutschen Rheuma-Liga sowie Vaskulitis Vereine, die den Patienten die Möglichkeit zum Erfahrungs- und Informationsaustausch bieten. Der AKV aber ist nach wie vor der einzige, der zu seinen Veranstaltungen Betroffene und Ärzte sowie Pflegepersonal bundesweit einlädt. Alle Vorträge werden von ausgewiesenen Vaskulitis-Experten gehalten.

Alle Mitglieder des Arbeitskreises und die Referenten stellen ihre Kraft, ihr Wissen und ihre Zeit ehrenamtlich zur Verfügung.

Arbeitskreis Vaskulitis

Katja Brodersen
katja-brodersen@web.de

Ute Garske
ugarske@me.com

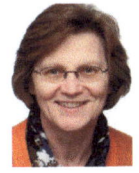

Silke Engel
silkeengel-vaskulitis@t-online.de

www.vaskulitis.org

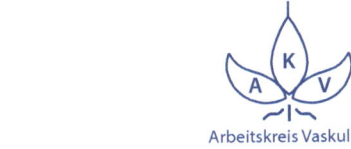

Grußwort

Lübeck, September 2017

Liebe Patientinnen und Patienten, liebe Angehörige, liebe Ärztinnen und Ärzte, liebe Vertreterinnen und Vertreter des medizinischen Fachpersonals,

wir freuen uns sehr, Sie zur diesjährigen Vaskulitis-Tagung einladen zu dürfen. Die Tagung wird erstmals in der Hansestadt Lübeck mit Blick auf die historische Altstadt stattfinden.

National und international ausgewiesene Expertinnen und Experten auf dem Gebiet der Vaskulitisforschung, Diagnostik und Behandlung werden zu neuen wissenschaftlichen Erkenntnissen, aktuellen Therapieansätzen, neuen Studien und Behandlungsansätzen berichten.

Außerdem besteht die Möglichkeit, das Forschungslabor des Vaskulitiszentrums am BioMedTec Wissenschaftscampus Lübeck zu besichtigen (begrenztes Kontingent). Abschließend können in Kleingruppen persönliche Fragen und Probleme direkt mit den fachkundigen Expertinnen und Experten besprochen werden.

Neben den informativen Vorträgen möchten wir Ihnen die Gelegenheit geben, sich mit anderen Vaskulitis-Patienten auszutauschen. Dazu dienen der gemeinsame Abend am Freitag im Tagungshotel und die Tagungspausen.

Wir freuen uns auf Ihr Kommen und wünschen Ihnen einen angenehmen Aufenthalt in der Königin der Hanse.

Herzliche Grüße

Ihre
Prof. Dr. med. Peter Lamprecht
Klinik für Rheumatologie und Klinische Immunologie
UKSH, Campus Lübeck

Ute Garske, Katja Brodersen und Silke Engel
für den Arbeitskreis Vaskulitis

Programm: Freitag, 1. September 2017

14:00 Eröffnung und Begrüßung

14:15 Vorstellung des Arbeitskreises Vaskulitis und Patientenberichte

14:45 Vortrag — Seite 9

Großgefäßvaskulitiden
Prof. Dr. med. Eva Reinhold-Keller,
Internistisch-Rheumatologische Gemeinschaftspraxis, Hamburg

15:15 Kaffeepause

15:45 Vortrag — Seite 11

ANCA-assoziierte Vaskulitiden
Prof. Dr. med. Julia Holle,
Rheumazentrum Schleswig-Holstein Mitte, Neumünster

16:15 Vortrag — Seite 13

Forschung: Was geschieht mit meinem Blut?
Dr. Antje Müller,
Klinik für Rheumatologie und klinische Immunologie, Lübeck

17:00 Besichtigung des Forschungslabors

Besichtigung des Forschungslabors
Dr. Anja Kerstein und Dr. Antje Müller,
Klinik für Rheumatologie und klinische Immunologie, Lübeck

19:00 Gemeinsames Abendessen im Hotel Radisson Blu

Programm: Samstag, 2. September 2017

09:00 Begrüßung

09:15 Vortrag   Seite 15
Seltene Vaskulitiden: Polyarteriitis nodosa, IgA-Vaskulitis, kryoglobulinämische Vaskulitis und organbezogene Vaskulitiden
Dr. med. Susanne Schinke
Klinik für Rheumatologie und klinische Immunologie, Lübeck

09:45 Vortrag   Seite 17
Neues aus der Forschung, neue Therapieempfehlungen & Studien
Prof. Dr. med. Peter Lamprecht,
Klinik für Rheumatologie und klinische Immunologie, Lübeck

10:15 Kaffeepause

10:45 Vortrag   Seite 19
Zu Risiken und Nebenwirkungen
Prof. Dr. med. Bernhard Hellmich,
Klinik für Innere Medizin, Rheumatologie und Immunologie, Medius Klinik Kirchheim

11:15 Verabschiedung

11:30 Kleingruppen

Referentinnen und Referenten

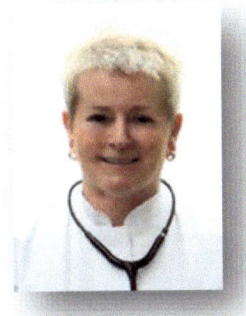
Prof. Dr. med.
Eva Reinhold-Keller

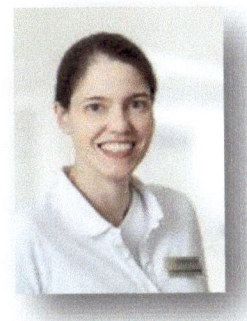
Prof. Dr. med.
Julia Holle

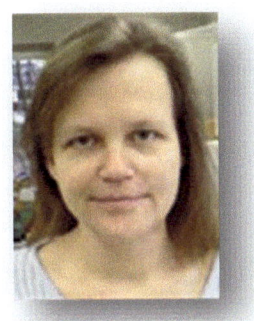
Dr.-Ing.
Antje Müller

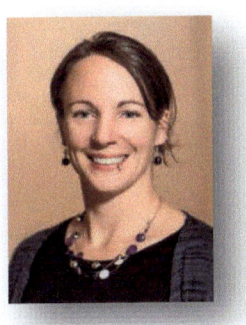
Dr. rer. nat.
Anja Kerstein

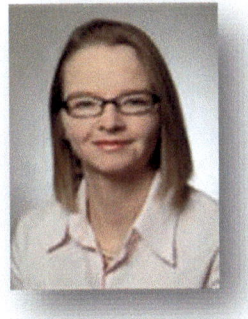
Dr. med.
Susanne Schinke

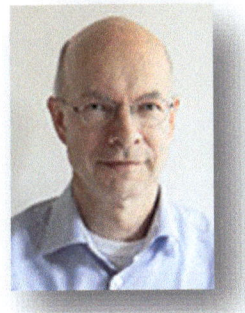
Prof. Dr. med.
Peter Lamprecht

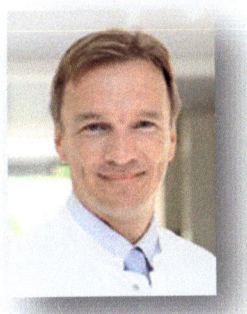
Prof. Dr. med.
Bernhard Hellmich

Kurzfassung der Vorträge

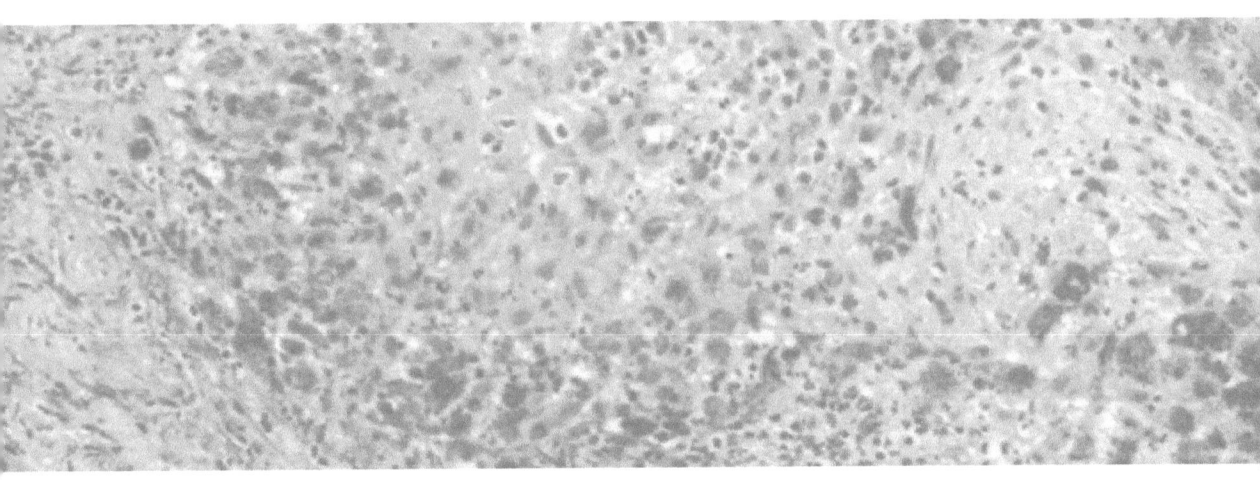

Großgefäßvaskulitiden

Prof. Dr. med. Eva Reinhold-Keller

Zu den Großgefäßvaskulitiden gehören die Riesenzell-Arteriitis/RZA (früher Arteriitis temporalis) und die Takayasu-Arteriitis (TA). Beide Erkrankungen sind in ihrem Befallsmuster - Entzündung der Aorta und deren abgehenden Äste – sehr ähnlich. Die TA ist in unseren Breiten sehr selten, sie tritt überwiegend bei jungen Frauen asiatischer Herkunft auf. Dagegen ist die RZA in unseren Breiten die häufigste Vaskulitis des Erwachsenenalters. Sie tritt jenseits des 50. Lebensjahres auf.

Symptome der RZA:

Typischerweise beginnt die Erkrankung relativ plötzlich, häufig mit starken Kopfschmerzen, v.a. im Schläfenbereich, die Schläfenarterie kann sehr druckschmerzhaft und geschwollen sein. In aller Regel besteht eine deutliche Allgemeinsymptomatik, d.h. allgemeines Krankheitsgefühl, nicht selten Nachtschweiß, Gewichtsverlust und erhöhte Temperaturen. Circa ein Drittel der RZA-Patienten hat auch eine Polymyalgia rheumatica, d.h. starke Schmerzen im Schulter- und Beckengürtel. Gefürchtet sind Sehstörungen, ohne Behandlung kann es zu dauerhafter Erblindung kommen.

Diagnostik der RZA

Neben dem klinischen Erscheinungsbild lässt sich die RZA durch eine Gewebeprobe aus der Arteria temporalis sichern, Blutuntersuchungen zeigen stark erhöhte Entzündungswerte. Die Bildgebung der Blutgefäße spielt eine besondere Rolle zum Aufspüren von entzündlichen Gefäßveränderungen (Sonographie, MR-Angiographie, CT oder auch PET-CT).

Therapie der RZA

Prednisolon ist der wesentliche Bestandteil der Therapie, anfänglich sind hohe Dosierungen nötig, um die gefürchtete Erblindung zu verhindern. Um den Prednisolon-Bedarf rascher reduzieren zu können, erfolgt häufig von Anfang an eine Therapie mit Methotrexat. Ganz aktuelle Studien haben eine ausgezeichnete Wirkung von Tocilizumab gezeigt, welches das wesentliche Entzündungs-Zytokin Interleukin 6 neutralisiert.

ANCA-assoziierte Vaskulitiden

Prof. Dr. med. Julia Holle

Unter dem Begriff „ANCA-assoziierte Vaskulitiden" werden die drei Erkrankungen Granulomatose mit Polyangiitis (GPA), Mikroskopische Polyangiitis (MPA) und Eosinophile Granulomatose (EGPA) zusammengefasst. Diese Erkrankungen sind durch eine Vaskulitis kleiner (bis mittelgroßer) Gefäße gekennzeichnet. Die GPA weist zusätzlich eine granulomatöse Entzündung in HNO-Trakt und Lunge auf; die EGPA ist typischerweise durch eine Eosinophilie in Blut und Geweben gekennzeichnet und ist in der Mehrzahl der Fälle ANCA negativ (ca. 60% der Patienten sind ANCA negativ). Sowohl GPA als auch EGPA weisen einen stadienhaften Verlauf auf.

Eine systematische Diagnostik zur genauen Erfassung der betroffenen Organe ist wichtig, um die Schwere und Ausprägung der Erkrankung einschätzen zu können. Die Therapie erfolgt heute auf weitgehend auf der Basis von Ergebnissen aus randomisierten, kontrollierten Studien. Im Jahr 2016 wurden neue Empfehlungen der European Vasculitis Society (EUVAS) zur Therapie publiziert[1]. Hiernach erhalten Patienten mit nicht-organbedrohender Erkrankung bei GPA und MPA Prednisolon plus MTX; MMF gilt als Medikament der Reserve. Bei organbedrohender Erkrankung setzt sich die Therapie aus Prednisolon plus Cyclophosphamid i.v. (6-9 Infusionen im Abstand von 2-3 Wochen; alternativ orale Therapie mit Tabletten) oder dem Biologikum Rituximab (RTX) i.v. (4x 375 mg/m^2 Körperoberfläche im Abstand von je 1 Woche) zusammen. Im schweren Stadium (Nierenversagen oder schwere Lungenblutung) kann zusätzlich zu Prednisolon und Cyclophosphamid oder RTX ein Plasmaaustausch erwogen werden.

Die Prednisolondosis wird in der Regel mit 1 mg/kg Körpergewicht begonnen und sollte dann im Verlauf von 3-4 Monaten auf eine Zieldosis von 7,5 mg/Tag reduziert werden. Hierunter sollte eine Krankheitskontrolle bzw. Remission erreicht werden. Dann erfolgt die Umstellung auf eine remissionserhaltende Therapie. Als Mittel der ersten Wahl nennen die Therapieempfehlungen MTX, Azathioprin und Rituximab in einem Niedrig-Dosis-Protokoll (jeweils plus niedrig-dosiertem Prednisolon). Hierbei ist anzumerken, dass für Rituximab im Niedrig-Dosis-Protokoll noch keine Zulassung vorliegt, so dass diese Therapie bei den Krankenkassen bzw. dem Medizinischen Dienst der Krankenkassen beantragt werden muss. Eine Zulassung für dieses Protokoll wird aber erwartet. Die Dauer der remissionserhaltenden Therapie ist unklar. Man empfiehlt mindestens 24 Monate, wobei in der klinischen Praxis die Therapie oft länger und unter Umständen lebenslang erfolgen muss.

Die Therapie der EGPA unterscheidet sich etwas von der Therapie der GPA/MPA: Die Remissionsinduktion bei nicht-organbedrohender Erkrankung erfolgt ebenfalls mit Prednisolon und MTX oder Azathioprin, bei organbedrohender Erkrankung mit Prednisolon und Cyclophosphamid. Rituximab ist für die Therapie der EGPA nicht zugelassen; die Erfahrungen mit diesem Medikament bei der EGPA sind begrenzt. Die remissionserhaltende Therapie erfolgt mit niedrig-dosiertem Prednisolon und MTX oder Azathioprin. Eine neue Option sowohl für die Remissionsinduktion als auch für die Remissionserhaltung ist das Biologikum Mepolizumab, dass im Rahmen einer großen Studie (MIRRA-Studie[2]) als Zusatztherapie effektiv war, wenn die Patienten mit der Standardtherapie nicht ausreichend kontrollierbar waren und einen rezidivierenden oder refraktären Verlauf hatten. Die Zulassung für das Medikament bei EGPA wird erwartet. Das Medikament ist bereits für das therapierefraktäre eosinophile Asthma zugelassen.

Literatur:

1. EULAR/ERA recommendations for the management of ANCA-associated vasculitis. Yates M et al., Ann Rheum Dis 2016; 75: 1583-1594.

2. Mepolizumab or placebo for Eosinophilic Granulomatosis with Polyangiitis. Wechsler M et al., N Engl J Med 2017; 367; 1921-1932.

Was geschieht mit meinem Blut?

Dr.-Ing. Antje Müller

„Was geschieht mit meinem Blut?" bedeutet in diesem Fall zu beschreiben, an welchen Fragestellungen die Klinik für Rheumatologie und klinische Immunologie des UKSH am Campus Lübeck forscht. Ich werde daher hauptsächlich über ungeklärte Probleme im Verständnis der Pathogenese von rheumatischen Erkrankungen am Beispiel der ANCA-assoziierten Vaskulitis sprechen und wie Blut von erkrankten Menschen uns dabei hilft, offene Fragen zu beantworten.

Blut ist eine wässrige Lösung, die sich aus verschiedenen molekularen und zellulären Bestandteilen zusammensetzt. Unser Interesse gilt zum einen Molekülen, die von Zellen freigesetzt werden und sich mit Hilfe der Blutgefäße durch den Körper bewegen. Dazu gehören z.B. Entzündungs-fördernde oder -hemmende Substanzen. Zum anderen interessieren uns die im Blut vorhandenen Zellen und insbesondere die sogenannten weißen Blutzellen. Diese Zellen stellen den mobilen Teil des Abwehrsystems dar. Das mobile Abwehrsystem ist bei chronisch-entzündlichen Autoimmunerkrankungen wie den ANCA-assoziierten Vaskulitiden gestört. Wir wollen wissen, warum. Deshalb benötigen wir Blut von erkrankten Menschen. Zum einen gewinnen wir daraus Serum oder Plasma. Im Serum bzw. Plasma wird z.B. die Menge verschiedener Moleküle gemessen oder daraus werden Moleküle isoliert, um sie genauer zu untersuchen. Das wird im Vortrag beispielhaft beschrieben. Zudem kann man im Blut durch verbesserte Untersuchungsmethoden verschiedene Zellen mittels der sogenannten Durchflußzytometrie charakterisieren. Darauf werde ich in meinem Vortrag detaillierter eingehen. Um zu verstehen, welche Funktionen von Immunzellen bei der ANCA-assoziierten Vaskulitis gestört sind, benötigt man aus Blut isolierte Zellen. Entsprechende Versuche werden im Vortrag an Beispielen erläutert. Anhand therapeutischer Möglichkeiten wird exemplarisch erklärt, zu welchen Fortschritten mit Blut durchgeführte Experimente bisher beigetragen haben.

Seltene Vaskulitiden:
Polyarteriitis nodosa, IgA-Vaskulitis, kryoglobulinämische Vaskulitis und organbezogene Vaskulitiden

Dr. med. Susanne Schinke

In diesem Vortrag erfahren betroffene Patienten/-innen, welche Symptome sich hinter dem Namen ihrer Erkrankung verbergen, welche typischen Beschwerden auftreten können und bei welchen akuten Problemen sie ihren Arzt aufsuchen sollten.

Jede Vaskulitis, auch wenn sie selten ist, hat ihre Eigenheiten, z.B. welche Organe bevorzugt oder häufig betroffen sein können. Daher ist es für den Patienten/-in wichtig zu wissen, wie sich die Vaskulitis an den verschiedenen Organen wie z.B. Herz, Nieren, Lunge, Magen- und Darmtrakt sowie die Haut oder durch die sogenannten Allgemeinsymptome bemerkbar machen kann. Dabei ist es manchmal aber auch schwierig festzustellen, ob körperliche Symptome von der Vaskulitis selbst verursacht werden, oder ob diese Folge von chronischen Veränderungen oder von Begleiterkrankungen, wie z.B. Bluthochdruck oder einer Infektion oder auch Nebenwirkung der medikamentösen Behandlung sind.

Zudem wird darauf eingegangen, welche ärztlichen, Blut- und Urin- oder auch bildgebenden Untersuchungen, also z.B. Röntgen oder Ultraschall, zur Abklärung und Sicherung der Diagnose am Anfang der Erkrankung und welche Kontrolluntersuchungen im Verlauf notwendig sind.

Neues aus der Forschung, neue Therapieempfehlungen und Studien

Prof. Dr. med. Peter Lamprecht

Vaskulitiden stellen eine Gruppe von unterschiedlichen Erkrankungen dar, deren gemeinsames Merkmal eine Entzündung der Wände von Blutgefäßen darstellt. Vor dem Hintergrund der Erkenntnisse der vergangenen Jahre zur Krankheitsentstehung und zum Krankheitsverlauf wurden die Namensgebung (Nomenklatur) und die Definitionen der Vaskulitiden 2012 revidiert. Seitens der europäischen und amerikanischen Vaskulitisstudiengruppen wird an einer Überarbeitung der Diagnosekriterien für Vaskulitiden gearbeitet. In einem gemeinsamen Vaskulitisregister („GeVas") soll zukünftig der Verlauf von Vaskulitiden an verschiedenen Zentren in Deutschland, Österreich und der Schweiz erfasst werden.

Die Ursachen der meisten Vaskulitiden sind bis heute ungeklärt. In der Regel wird eine Vaskulitis nicht durch eine Ursache hervorgerufen. Stattdessen wird eine Vaskulitis durch verschiedene, ihre Entstehung begünstigende Faktoren ausgelöst. Zu den Faktoren, die die Entstehung von Vaskulitiden begünstigen, zählen unter anderem:

a. Genetische Faktoren: Durch die unterschiedliche Ausprägungen von Erbanlagen (d.h. von Genen) kann eine Fehlregulierung von Entzündungsvorgängen begünstigt werden.

b. Infektionen: Verschiedene Untersuchungen lassen einen Einfluss von Infektionen auf die Krankheitsentstehung und den Verlauf von Vaskulitiden wie z.B. den ANCA-assoziierten Vaskulitiden und der Riesenzellarteriitis vermuten. Dieser Zusammenhang konnte jedoch bislang durch Studien nur ansatzweise aufgezeigt werden. Daher sind weitere Studien notwendig, um den Einfluss von Infektionen zu untersuchen.

c. Zelltod und Zellerneuerung: Das Absterben von Zellen und die Zellerneuerung sind Vorgänge, die in unserem Körper genauestens reguliert sind, damit es nicht zu Fehlern im Zellwachstum wie z.B. Krebs kommt. Eine Störung des Zelltodes kann auch das Entstehen einer Autoimmunerkrankung begünstigen (Vorsilbe auto = selbst, Immunsystem

= körpereigene Abwehr). Einer Autoimmunerkrankung liegt eine gegen körpereigene Zell- und/oder Gewebsbestandteile gerichtete Entzündung ohne äußere Auslöser zugrunde. Erste Untersuchungen bei der Granulomatose mit Polyangiitis deuten auf eine Störung des Zelltodes von weißen Blutkörperchen, die eine Entzündung gegen körpereigene Eiweiße begünstigt.

Biotechnologisch hergestellte Immuneiweiße (sog. monoklonale Antikörper oder Biologika) erweitern zunehmend die therapeutischen Möglichkeiten in der Behandlung von Vaskulitiden. Die europäische Rheumatologenvereinigung (EULAR) und die Gesellschaft für Nierenerkrankungen (ERA-EDTA) haben im Jahr 2016 erstmals überarbeitete Therapieempfehlungen zur Behandlung von ANCA-assoziierten Vaskulitiden publiziert. In die Empfehlungen fanden unter anderem auch die Erkenntnisse aus Studien zur Initialbehandlung (Remissionsinduktion) mit dem Biologikum Rituximab Eingang.

In kürzlich publizierten Studien erwiesen sich verschiedene neue Medikamente als effektive, entzündungshemmende Substanzen in der Initialtherapie (Remissionsinduktion) von Vaskulitiden bzw. bei der Behandlung von zuvor nicht auf die Vormedikation ansprechenden, sog. therapieresistenten Vaskulitiden. Zu diesen neuen Medikamenten zählen die Therapie der Riesenzellarteriitis mit dem monoklonalen Antikörper Tocilizumab, die Therapie der eosinophilen Granulomatose mit Polyangiitis mit dem monoklonalen Antikörper Mepolizumab und die Therapie der Granulomatose mit Polyangiitis und mikroskopischen Polyangiitis mit dem neuen Arzneimittel Avacopan. Eine Zulassung des Medikamentes Tocilizumab für die Therapie der Riesenzellarteriitis wird für den Herbst erwartet.

Zu Risiken und Nebenwirkungen

Prof. Dr. med. Bernhard Hellmich

Autoimmunerkrankungen wie auch die Vaskulitiden werden mit immunsuppressiven Medikamenten behandelt, die die Infektabwehr beinträchtigen können. Das Risiko für Infektion ist bei Therapie mit diesen Medikamenten auch für Vaskulitispatienten erhöht, vor allem im ersten Jahr der Therapie. Hauptrisikofaktor ist eine hohe Kortisondosis zu Beginn der Therapie, die sich bei schwerer Erkrankung aber nicht umgehen lässt.

Ungewöhnliche Krankheitserreger können unter Immunsuppressiva Infektionen hervorrufen, z.B. Pilze, Viren (Cytomegalievirus, Herpes, Gürtelrose) oder Pneumocystis.

Warnsymptome einer Infektion sind z.B. Fieber, Husten Luftnot oder ein Hautausschlag. Fieber kann bei Kortisontherapie aber auch fehlen.

Einigen Infektionen kann man vorbeugen, z.B. durch Impfungen gegen Grippe und Lungenentzündung. In bestimmten Fällen (hohe Kortisondosis, Cyclophosphamid) ist es auch ratsam bestimmte Antibiotika zu geben (Cotrim). Zudem ist die Beachtung allgemeiner Hygienemaßnahmen wichtig.

Notizen

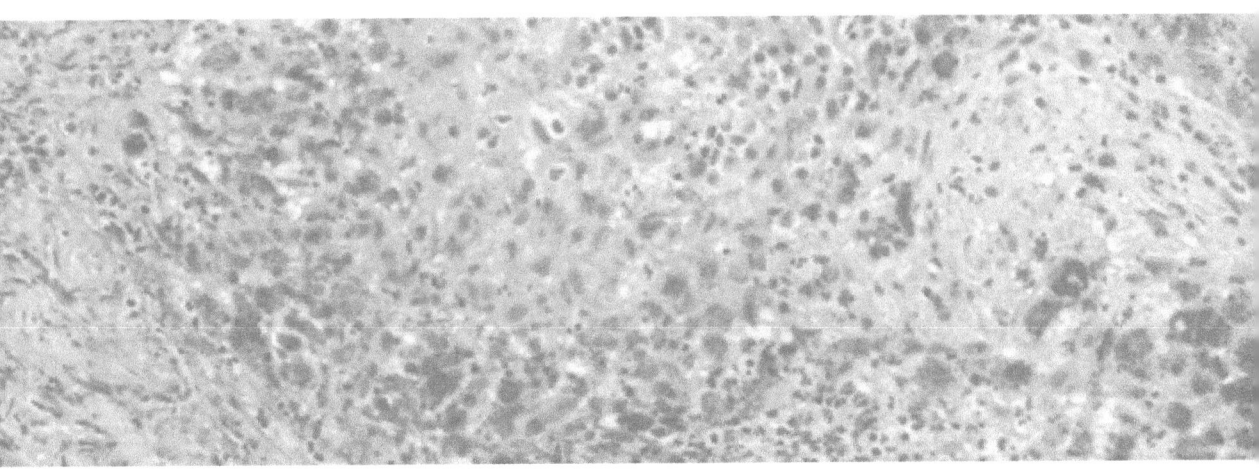

Notizen

Notizen

Notizen

Notizen